In einem Schloss in Schottland lebte einmal ein junges Gespenst

Franz Hohler
Werner Maurer

Sauerländer

Franz Hohler (Text)
Werner Maurer (Bilder)

Bibliografische Information der
Deutschen Nationalbibliothek
Die Deutsche Nationalbibliothek
verzeichnet diese Publikation
in der Deutschen Nationalbibliografie;
detaillierte bibliografische Daten
sind im Internet über
http://dnb.d-nb.de abrufbar.

Printed in Austria
ISBN 978-3-7941-5178-3
www.patmos.de

In einem Schloss in Schottland lebte einmal ein junges Gespenst. Seine Eltern waren ziemlich alt, und die Herumspukerei war ihnen etwas verleidet.

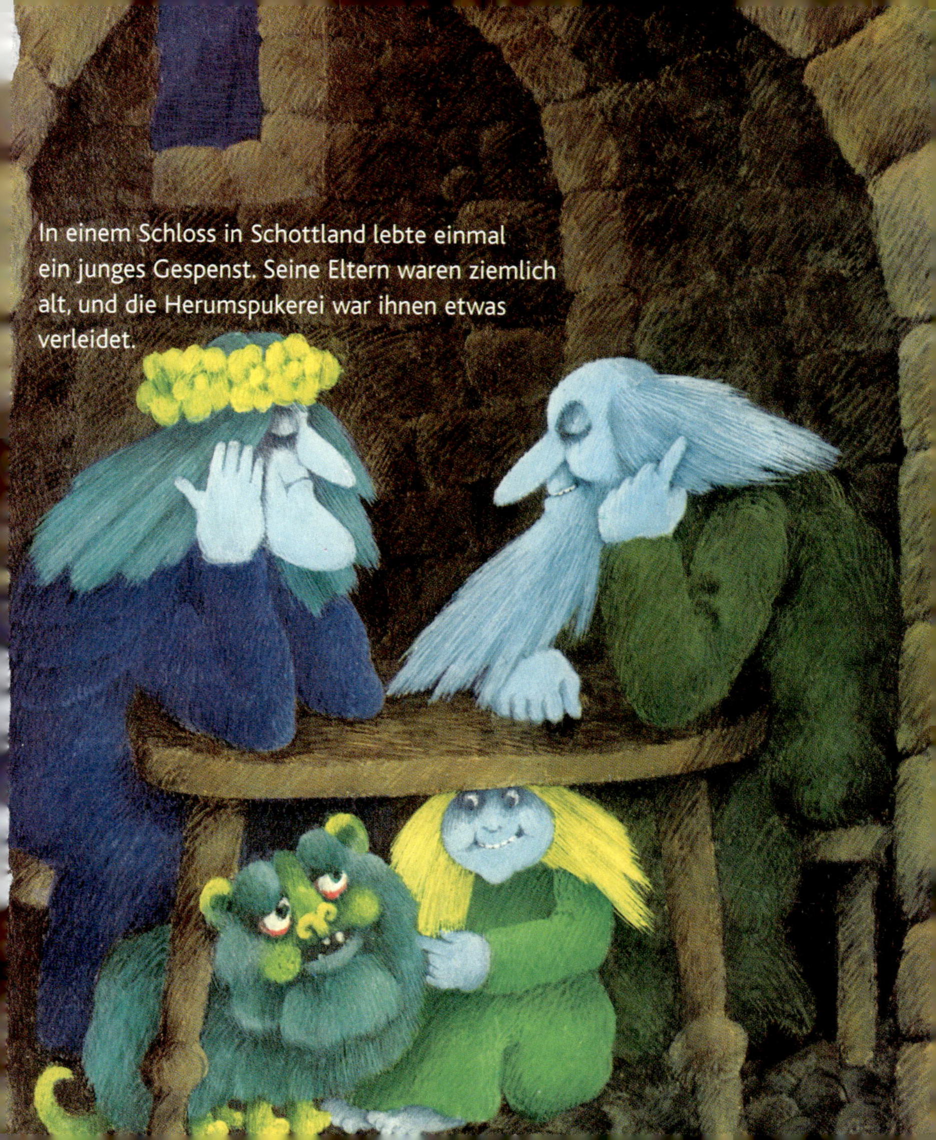

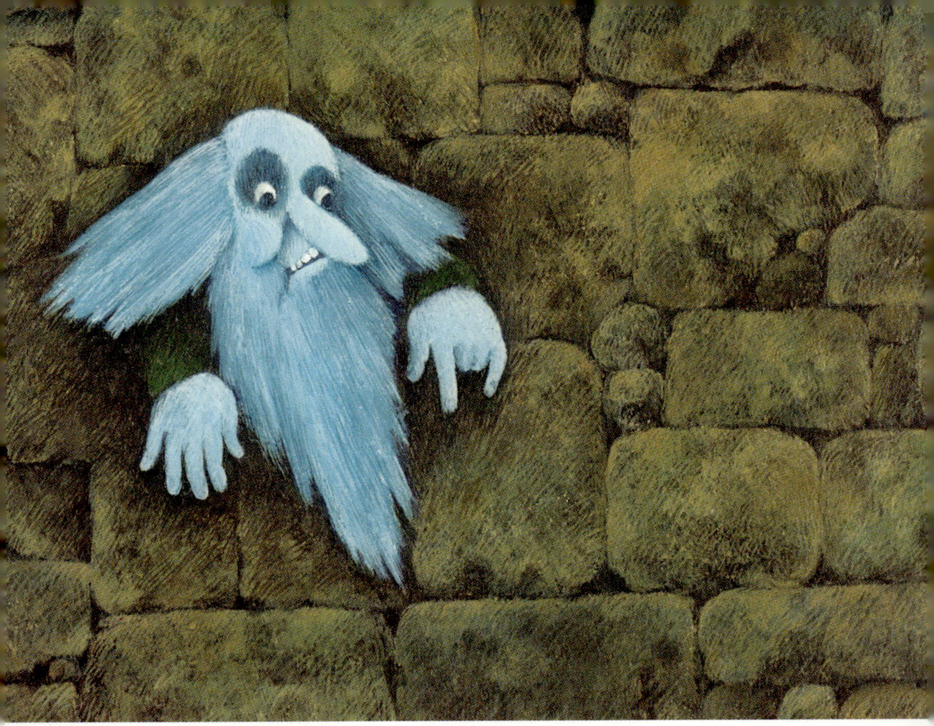

Deshalb zeigten sie dem jungen Gespenst alles, was man tun muss, um die Leute zu erschrecken.

Der Vater übte zuerst mit ihm im Keller, wie man durch die Gänge schleicht, wie man den Kopf durch die Wand steckt und wie man Dinge von einem Ort zum andern trägt.
Als sie genug geübt hatten, nahm der Vater das junge Gespenst zum ersten Mal zum Spuken mit. »Heute«, sagte er, »gehen wir mit einem Beil im Kopf am Kaminfeuer vorbei.«

Als der Vater vorbeiging, erschraken der Schlossherr und die Schlossherrin bis ins Mark und hielten sich aneinander fest.

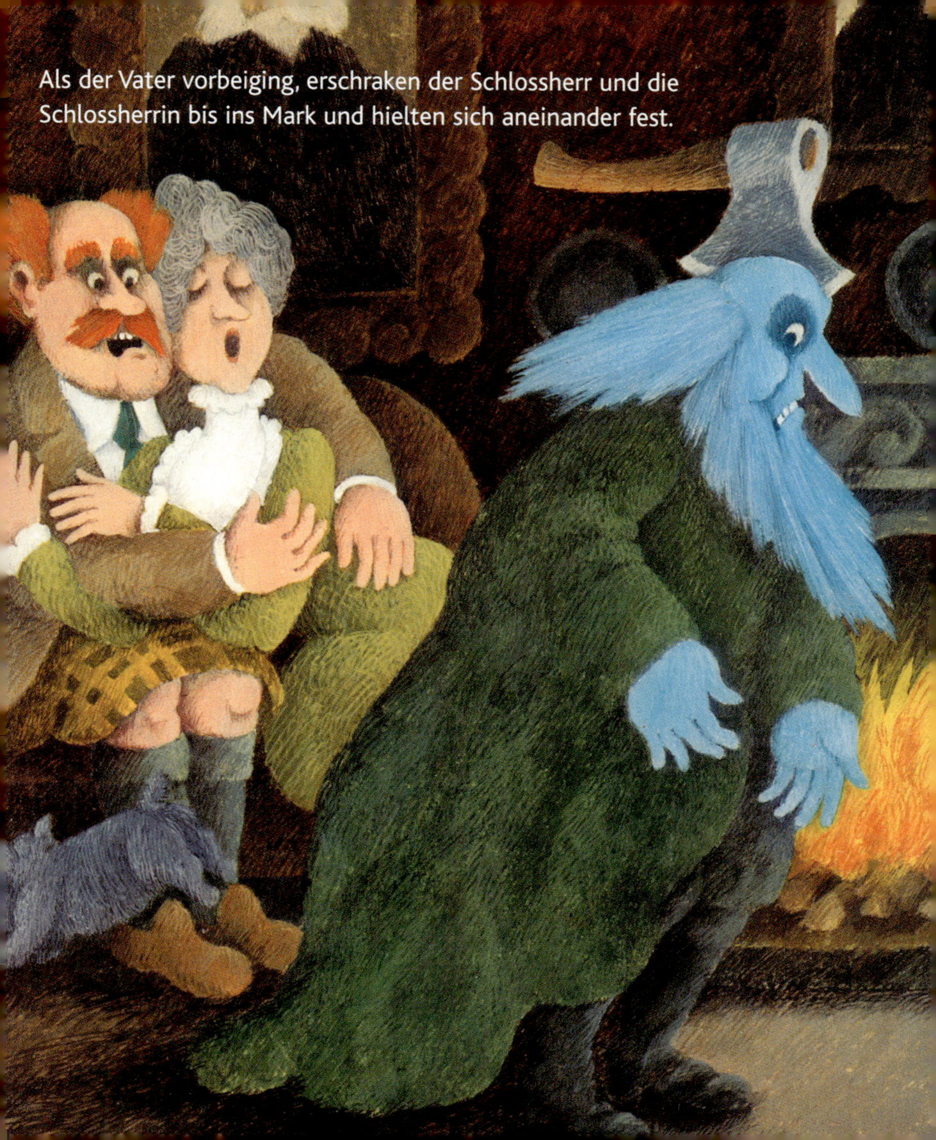

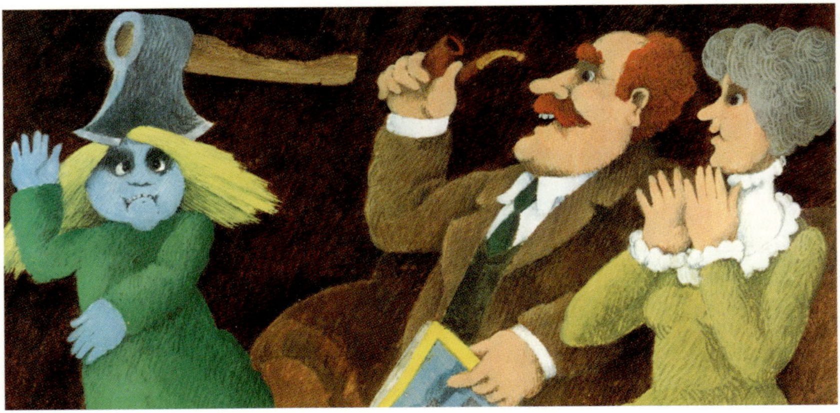

Als aber das junge Gespenst dasselbe tat, lachten sie herzlich und waren wieder beruhigt.

»Tja«, sagte der Vater nachher, »ich glaube, du musst noch unheimlicher werden.«

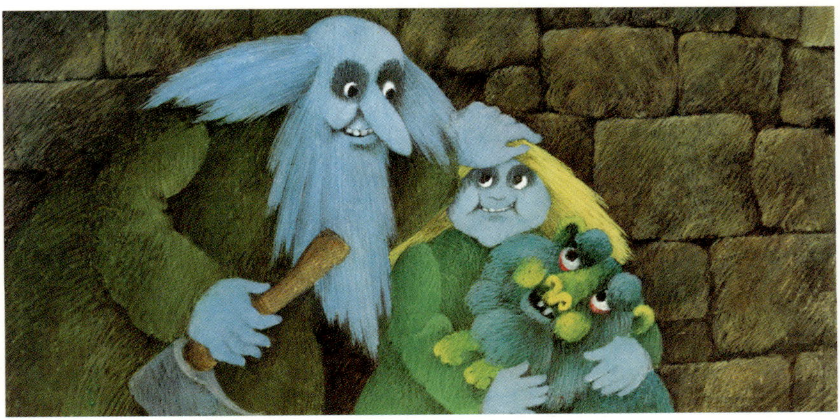

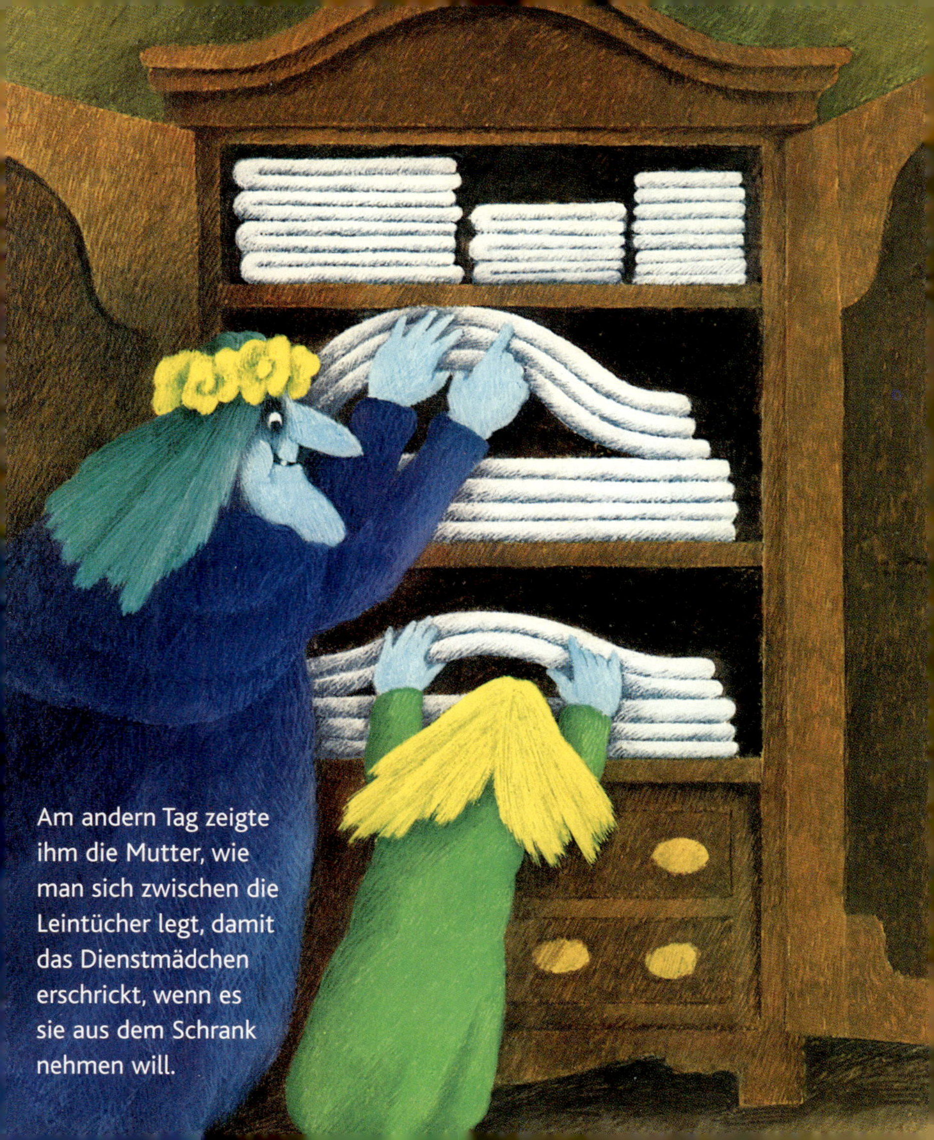

Am andern Tag zeigte ihm die Mutter, wie man sich zwischen die Leintücher legt, damit das Dienstmädchen erschrickt, wenn es sie aus dem Schrank nehmen will.

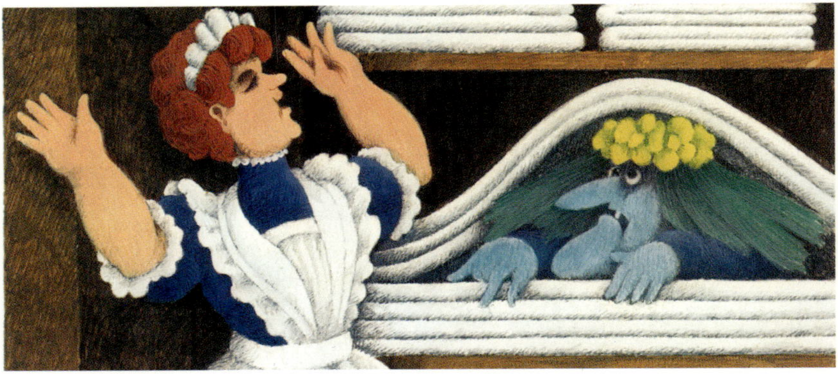

Das Dienstmädchen fürchtete sich entsetzlich, als es die Gespenstermutter erblickte, und holte sofort die Schlossherrin.

Als die beiden zum Schrank zurückkamen, hatte sich dort das junge Gespenst versteckt und wollte sie erschrecken. »Oh«, rief da die Schlossherrin, »wie schön! Ein junges Gespenst!« Sie holte sofort den Schlossherrn.

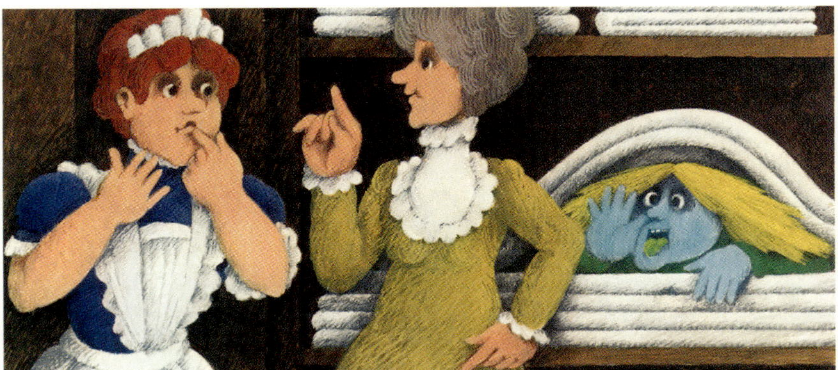

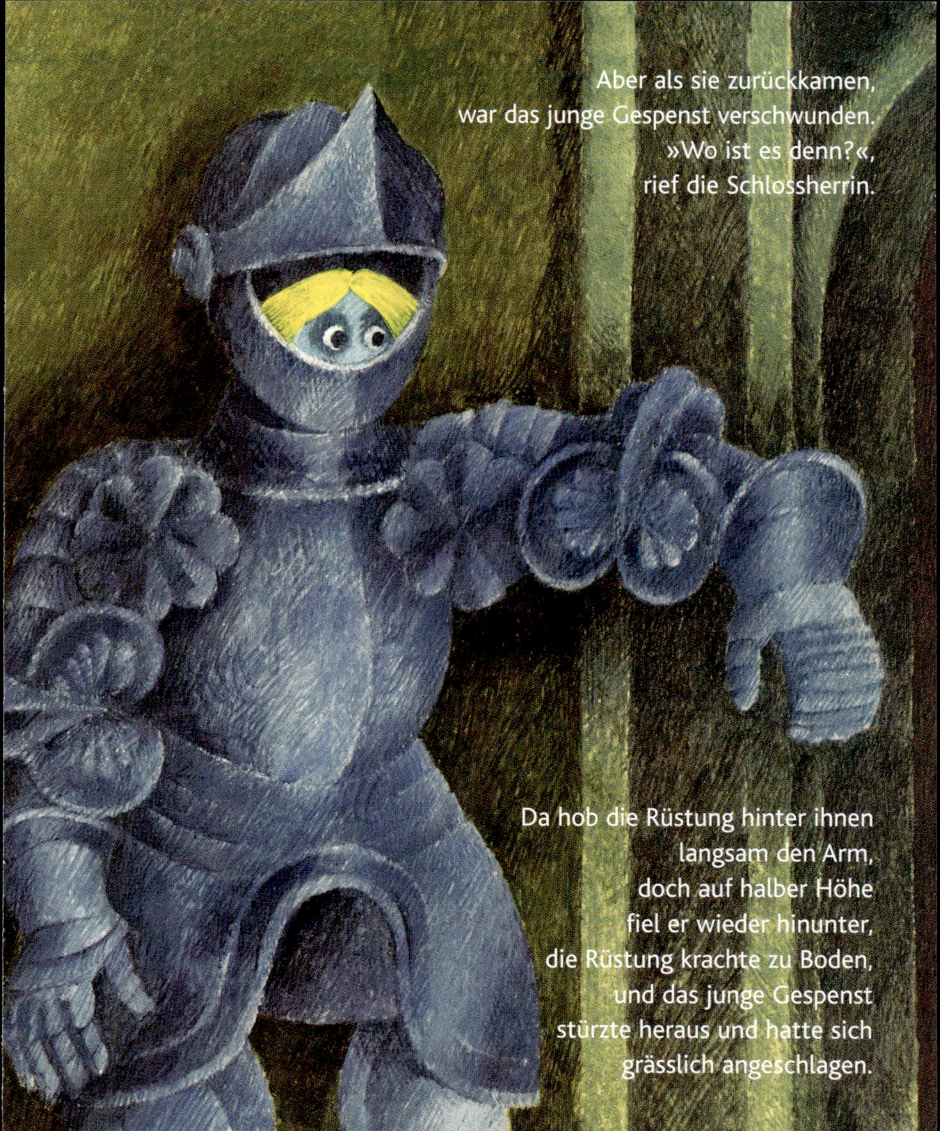

Aber als sie zurückkamen,
war das junge Gespenst verschwunden.
»Wo ist es denn?«,
rief die Schlossherrin.

Da hob die Rüstung hinter ihnen
langsam den Arm,
doch auf halber Höhe
fiel er wieder hinunter,
die Rüstung krachte zu Boden,
und das junge Gespenst
stürzte heraus und hatte sich
grässlich angeschlagen.

Zum Glück hatte die Schlossherrin eine Salbe und ein Pflaster in der Nähe und konnte das junge Gespenst nach kurzer Pflege wieder entlassen.

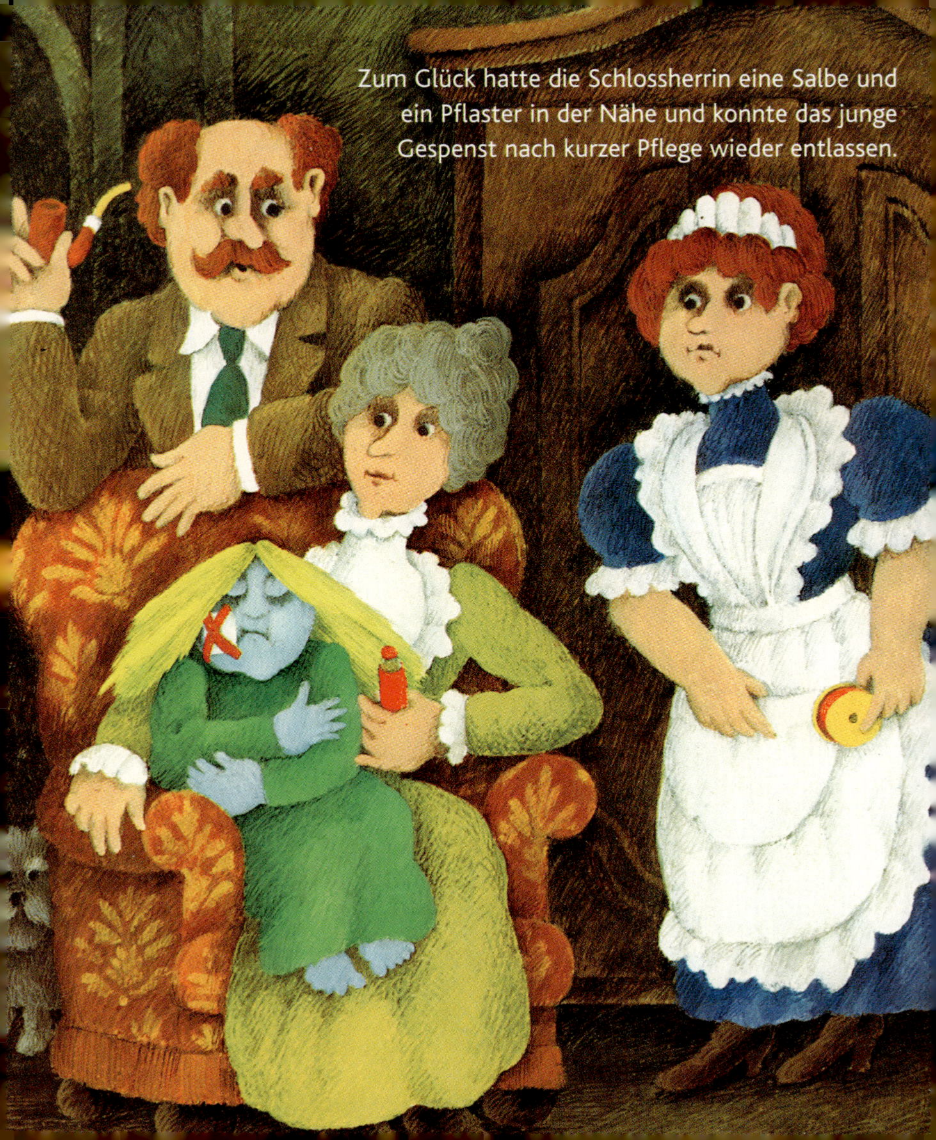

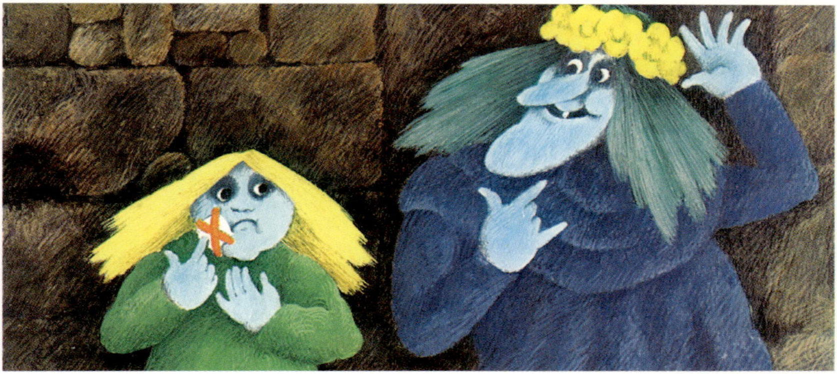

»Tja«, sagte die Mutter, als es wieder zurückkam, »ich glaube, du musst noch unheimlicher werden«, und das junge Gespenst versprach, dass es sich Mühe geben wollte.

»So«, sagte der Vater am nächsten Abend, »heute machen wir das mit den Ketten. Das wirkt immer.«

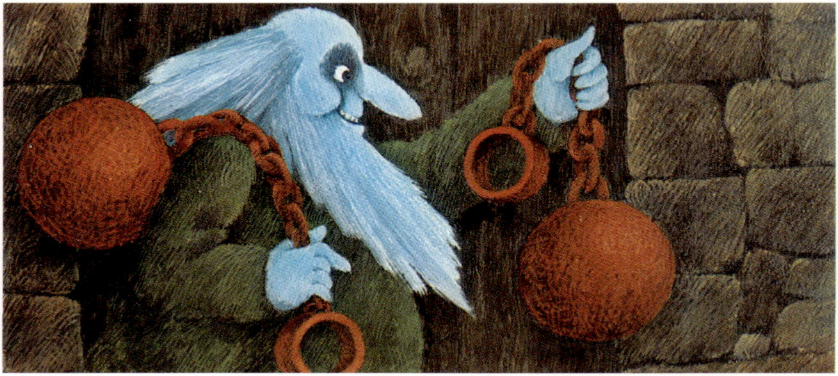

Er stellte sich oben an die Treppe, die in den Saal hinunterführte, band sich zwei schwere Ketten mit Eisenkugeln an die Füße und schlurfte stöhnend die Treppe hinunter, dann quer durch den Saal, und am Schluss kroch er wieder den Kamin hoch.

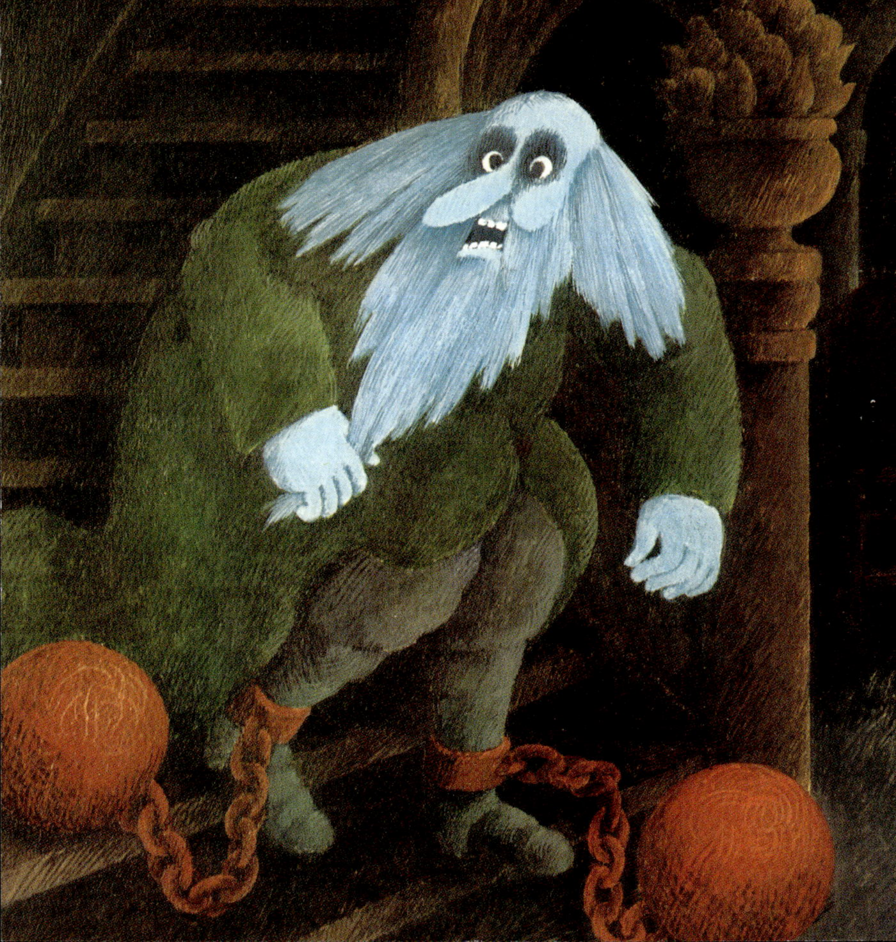

Die Schlossherrin war bleich vor Entsetzen
und klammerte sich an den Schlossherrn,
und der klammerte sich an die Stuhllehne.

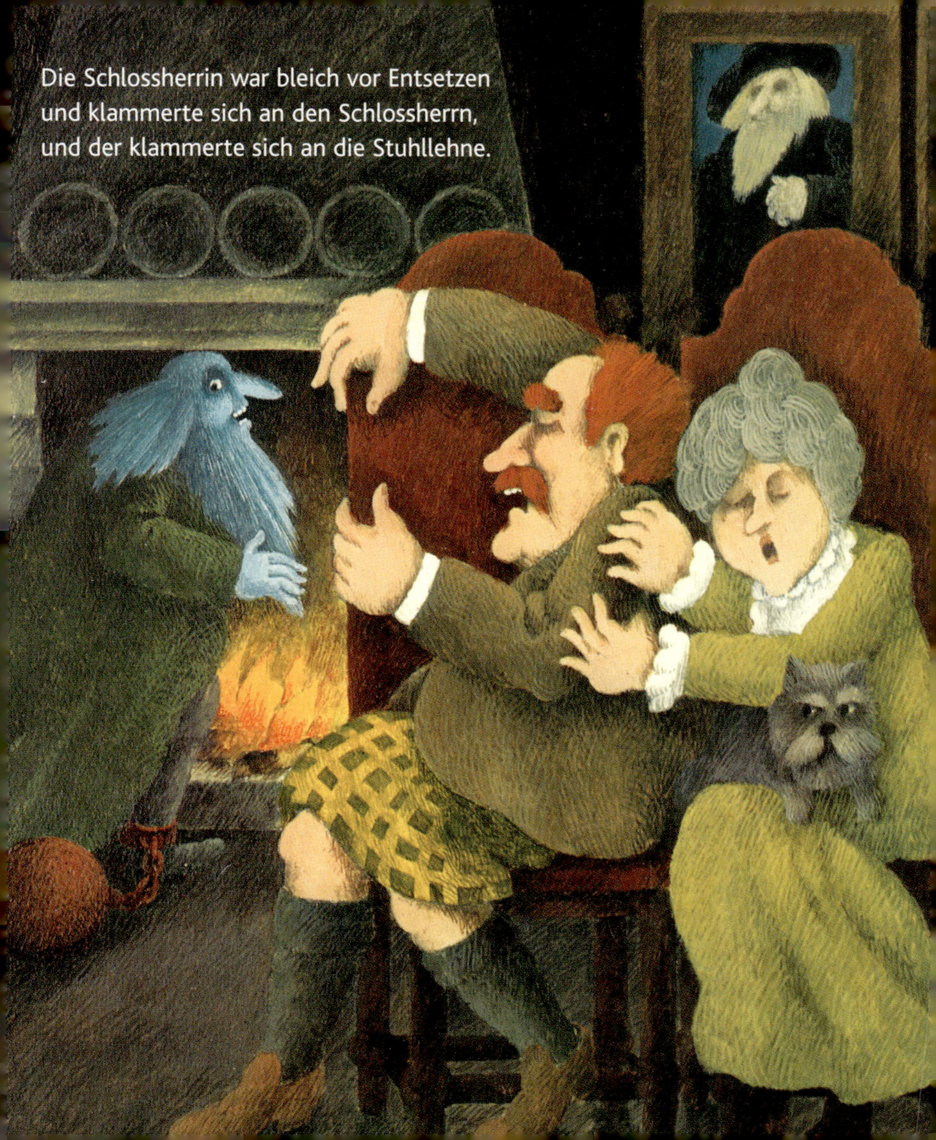

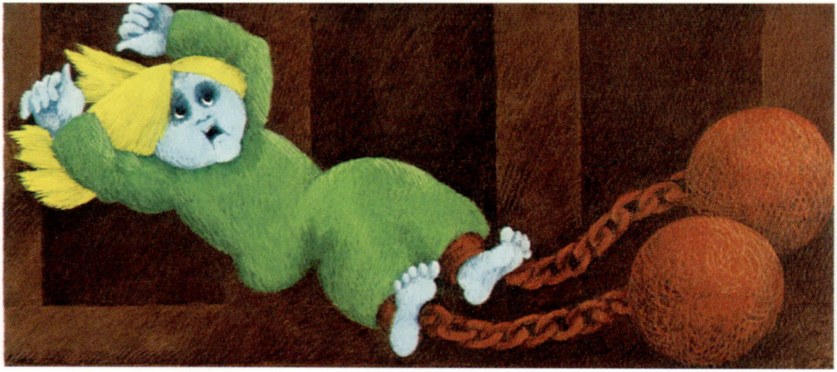

Das junge Gespenst war begeistert. Sobald der Vater wieder bei ihm war, band es sich die Ketten an die Füße und marschierte los. Aber die Ketten waren so schwer, dass sie samt dem jungen Gespenst die Treppe hinunterkugelten und durch den ganzen Saal schlitterten, zuhinterst durch eine zersplitternde Fensterscheibe sausten und mit dem Gespenst zusammen in den Schlossgraben stürzten.

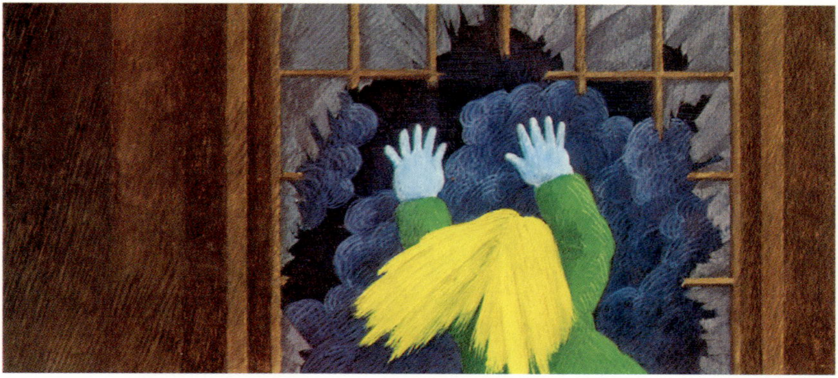

Und wäre dort nicht schon die Gespenstermutter bereitgestanden, die so etwas geahnt hatte, wäre das junge Gespenst noch ertrunken.

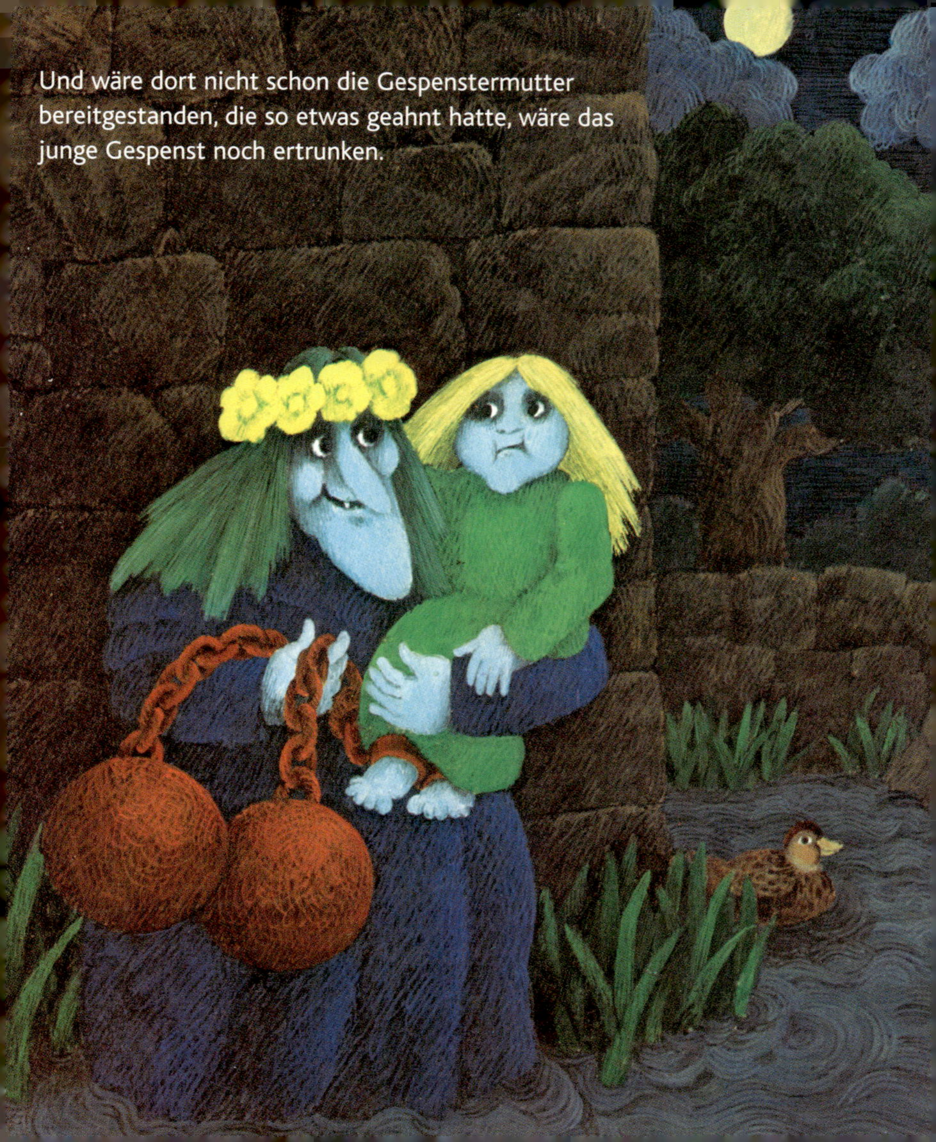

»War ich jetzt gut?«, fragte es, als es wieder trocken war. »Nein«, sagte der Vater, »jetzt warst du nur lärmig. Unheimlich, unheimlich musst du werden!« »Aber wie?«, fragte das junge Gespenst.

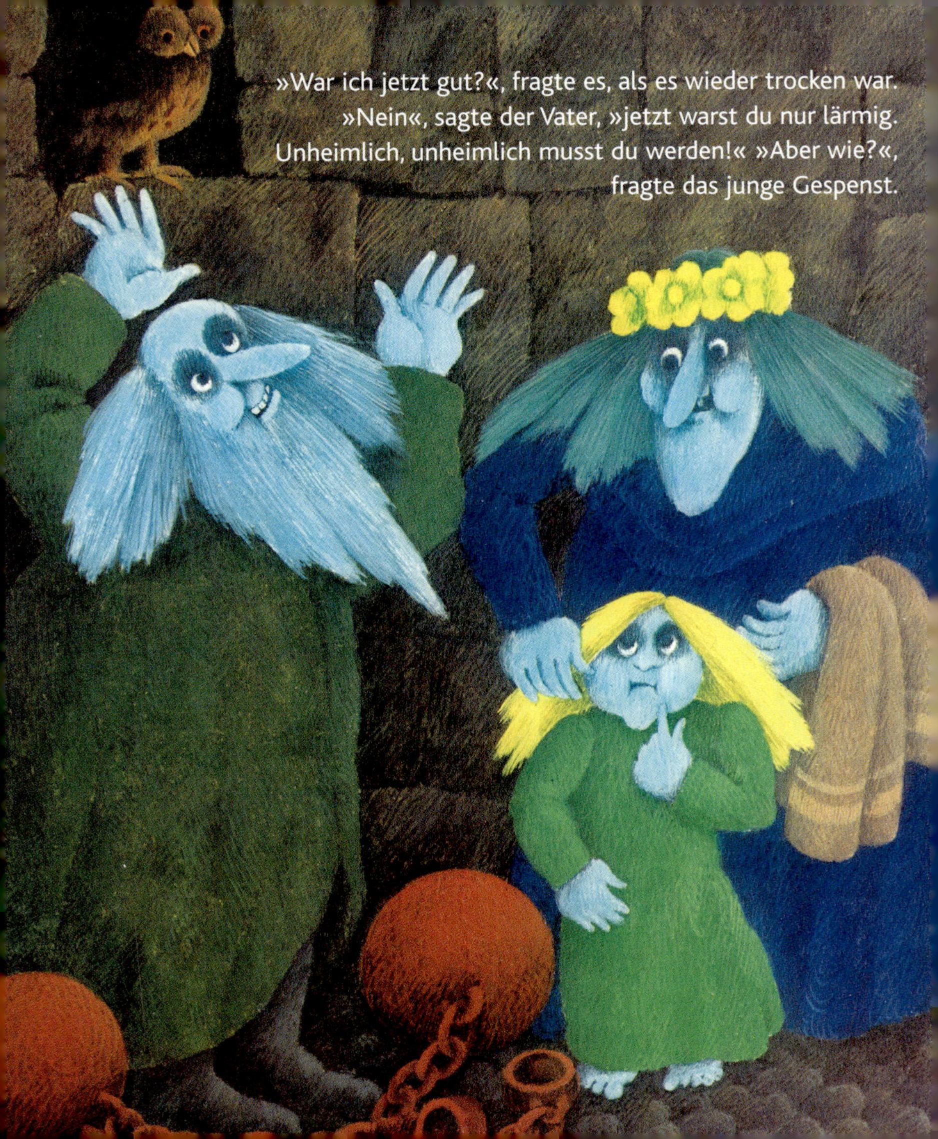

»Wir werden dich zum unheimlichsten Gespenst in ganz Schottland in die Lehre schicken«, sagte der Vater.

»Es ist das Gespenst von Whistlefield. Morgen fährst du hin.«

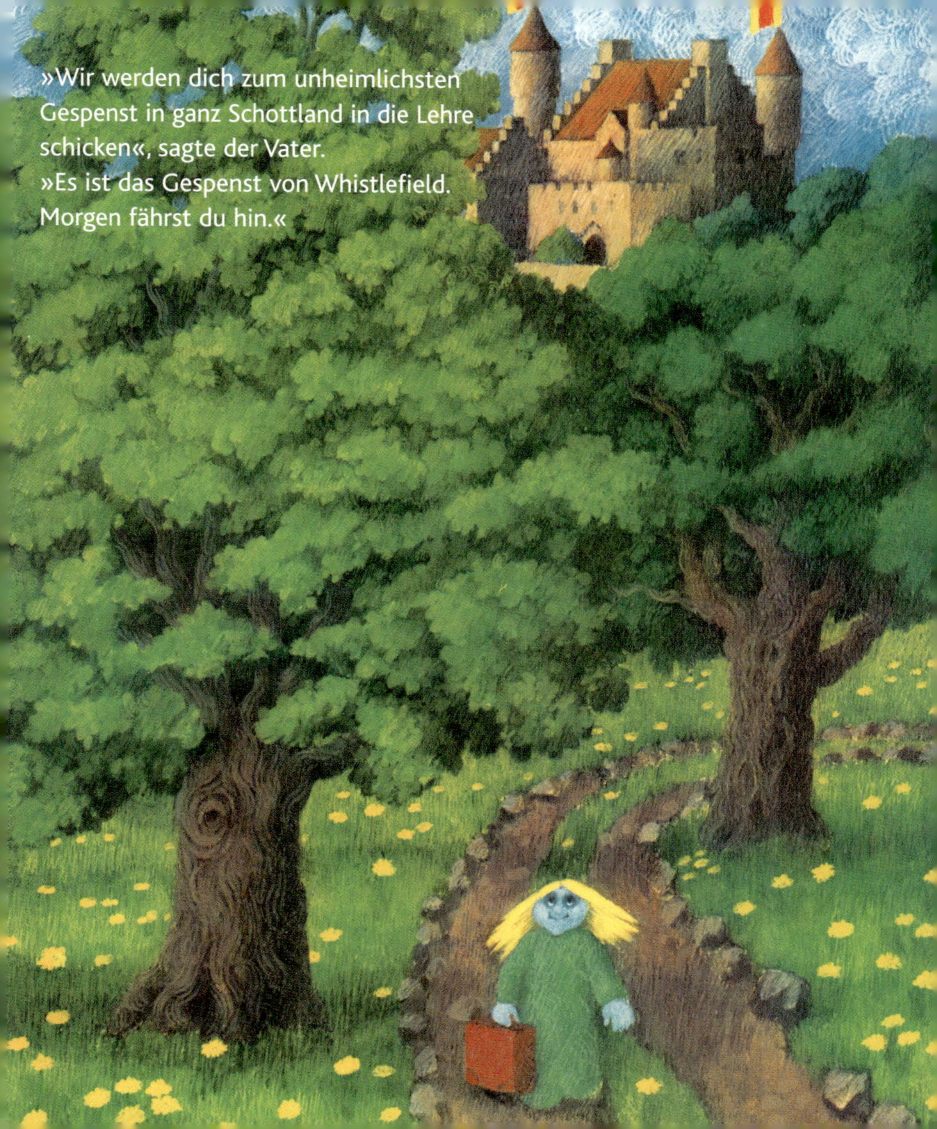

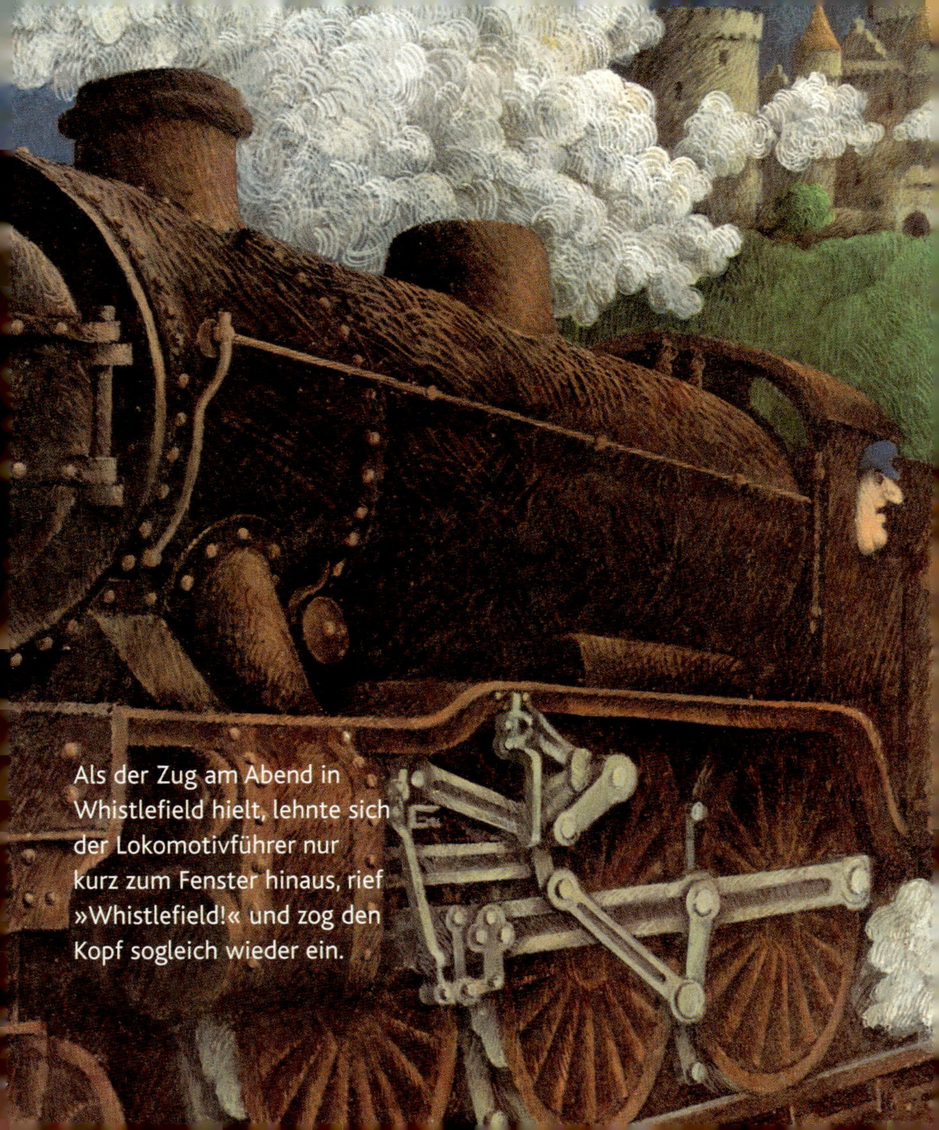

Als der Zug am Abend in Whistlefield hielt, lehnte sich der Lokomotivführer nur kurz zum Fenster hinaus, rief »Whistlefield!« und zog den Kopf sogleich wieder ein.

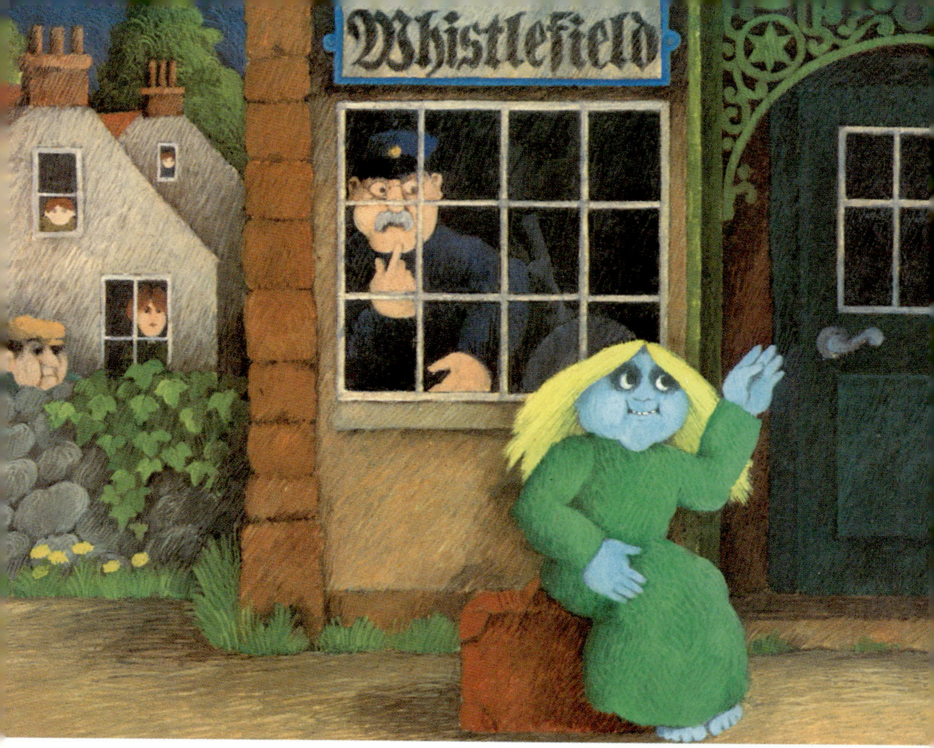

Außer dem jungen Gespenst stieg niemand aus, und kaum stand es auf dem winzigen Bahnhof, fuhr der Zug wieder weiter.

Das Schloss lag über einem kleinen Dorf, und als das junge Gespenst durchs Dorf ging, sah es, wie überall die Leute durch die Scheiben schauten.
Plötzlich aber legte sich ein Schrecken auf die Gesichter, und sie verschwanden von den Fenstern, denn man hörte vom Schloss her ein furchtbares, langgezogenes Wimmern, ein Geheul eigentlich, das so stark war, dass die Häuser leise zitterten.

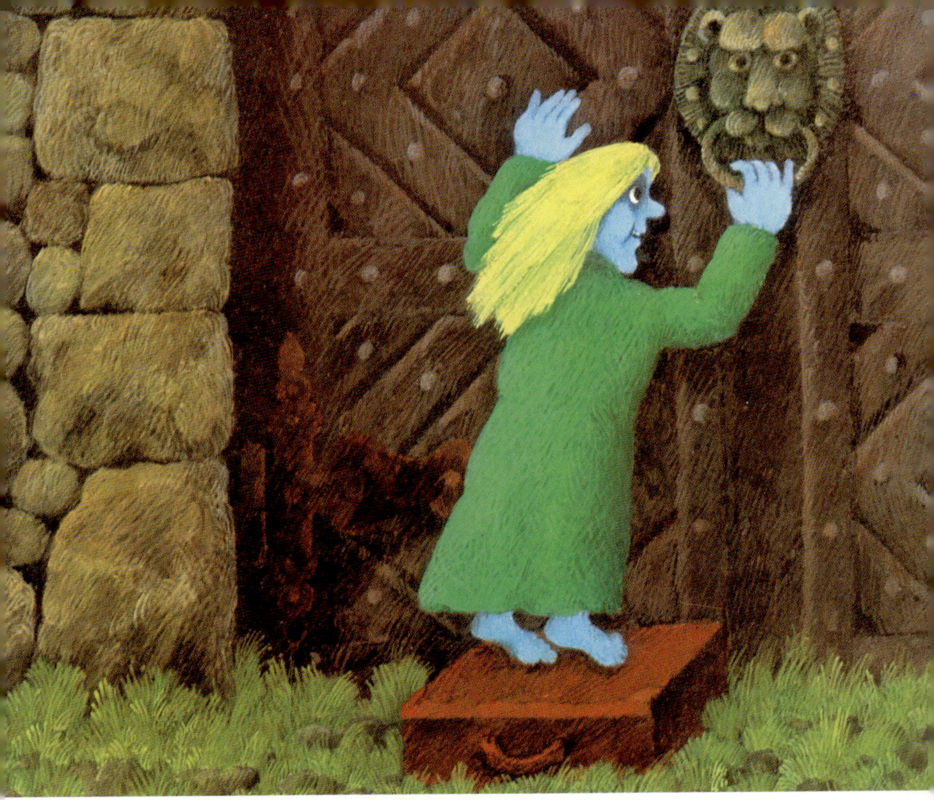

Das junge Gespenst machte vor Freude einen Luftsprung. »Da werde ich bestimmt lernen, wie man unheimlich ist«, dachte es und rannte so schnell wie möglich auf das Schloss.

Es klopfte ans Hoftor, aber dieses blieb verschlossen, und niemand kam, um es zu öffnen. Da schlich es sich durch ein Kellerfenster ein und begann nach dem Gespenst zu suchen, fand es jedoch nicht.

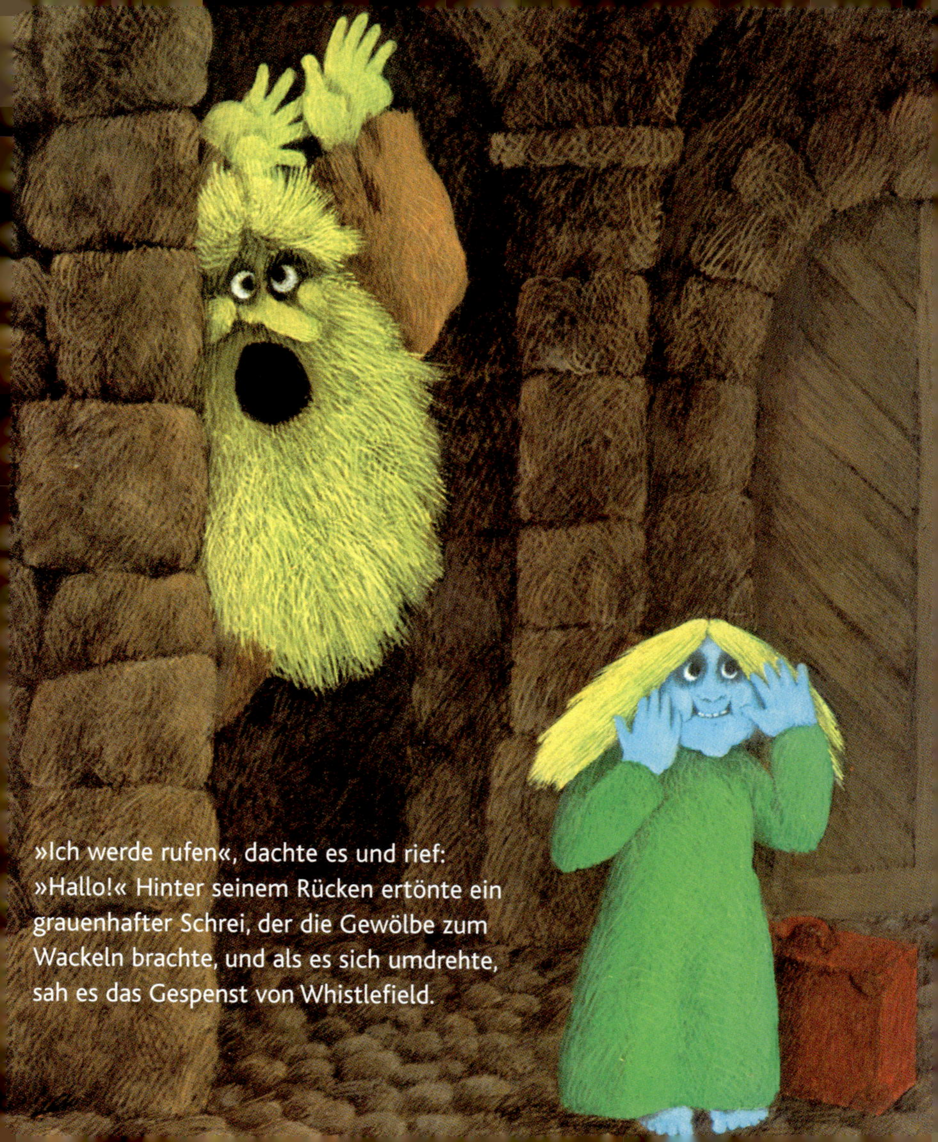

»Ich werde rufen«, dachte es und rief: »Hallo!« Hinter seinem Rücken ertönte ein grauenhafter Schrei, der die Gewölbe zum Wackeln brachte, und als es sich umdrehte, sah es das Gespenst von Whistlefield.

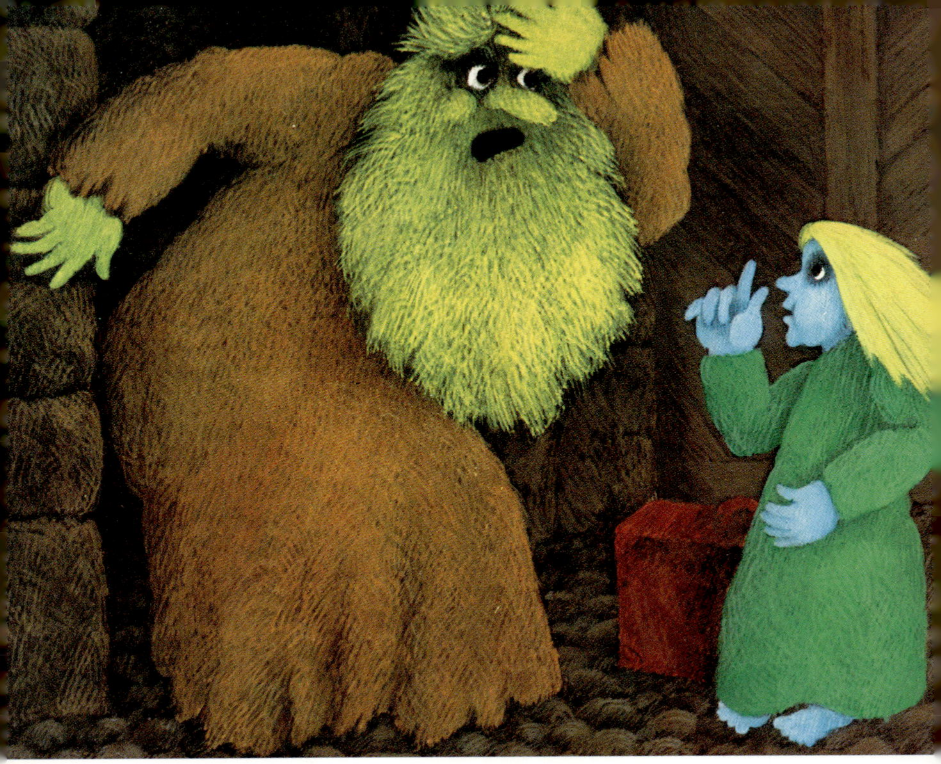

»Wer bist du?«, fragte das unheimlichste Gespenst von ganz Schottland mit hohler Stimme.
»Ich bin ein junges Gespenst«, sagte das junge Gespenst, »und möchte zu dir in die Lehre kommen, weil du das unheimlichste Gespenst von ganz Schottland bist.«
»Ach so«, sagte das Gespenst von Whistlefield. »Du hast mich ganz schön erschreckt.« »Darf ich also zu dir in die Lehre kommen?«
»Meinetwegen. Morgen Nacht kannst du anfangen.«

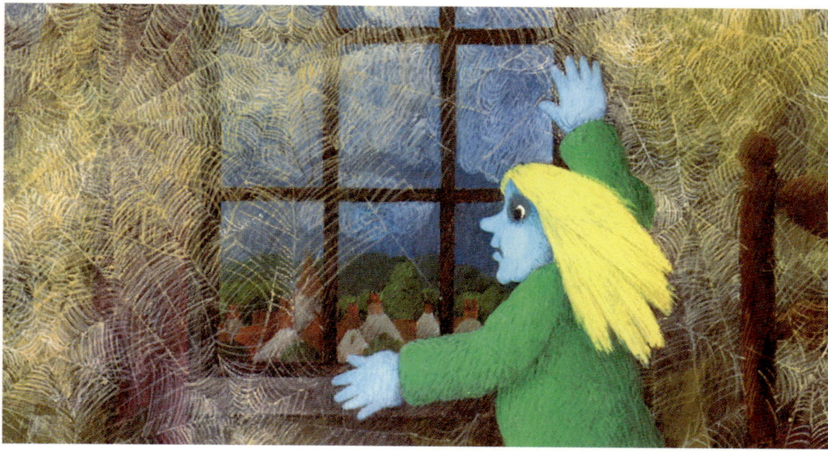

Ungeduldig wartete das junge Gespenst die ganze Nacht und den nächsten Tag, ging überall im Schloss umher, merkte, dass niemand mehr darin wohnte, schaute auch manchmal ins Dorf hinunter und fand, dass die Leute dort sehr ängstlich waren, sich gebückt bewegten und öfters verstohlen zum Schloss hinaufschauten.

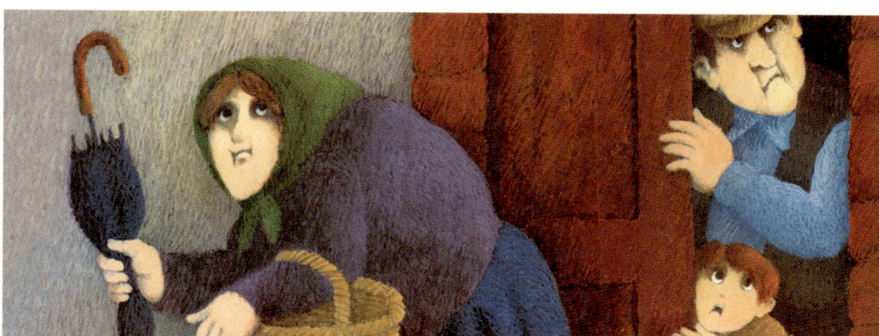

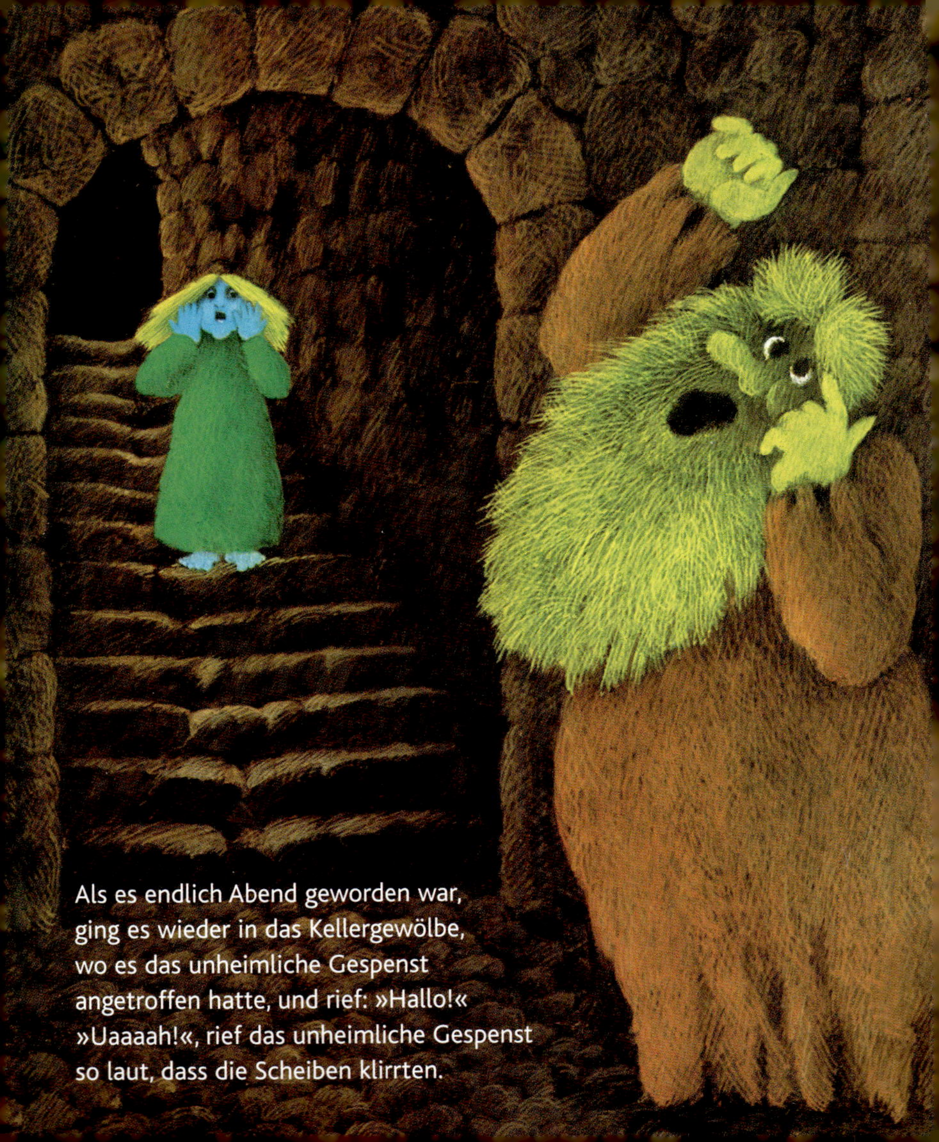

Als es endlich Abend geworden war,
ging es wieder in das Kellergewölbe,
wo es das unheimliche Gespenst
angetroffen hatte, und rief: »Hallo!«
»Uaaaah!«, rief das unheimliche Gespenst
so laut, dass die Scheiben klirrten.

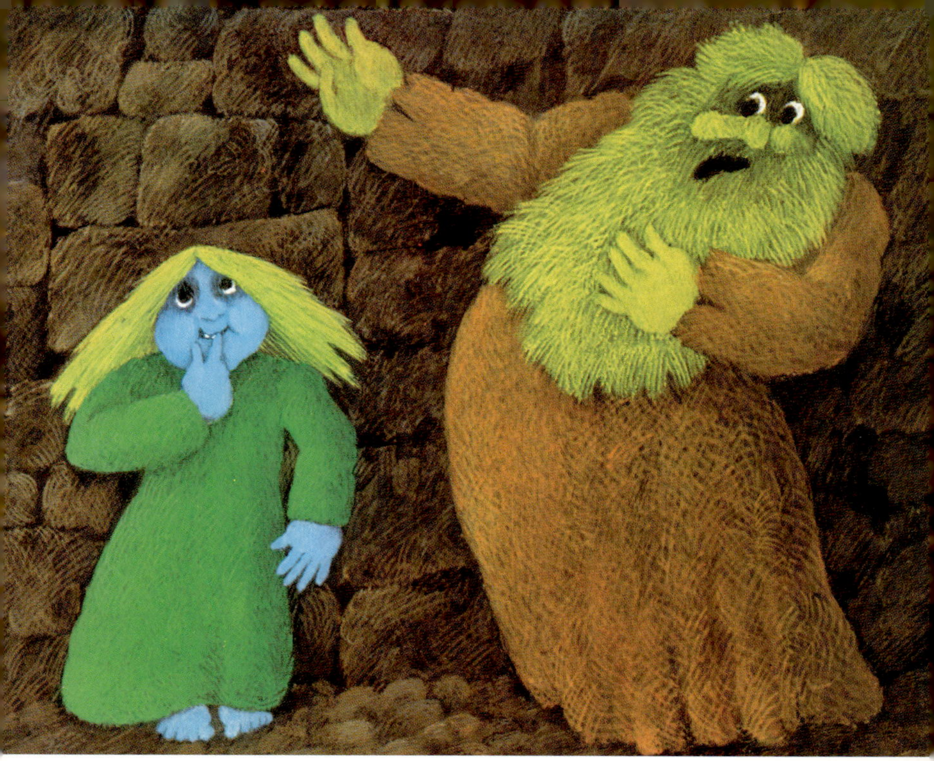

»Wieso kannst du so unheimlich schreien?«, fragte das junge Gespenst.
»Weil ich so unheimlich erschrecke.«
»Ich denke, du erschreckst die andern.«
»Nein, ich erschrecke selbst und schreie aus lauter Angst.«
»Wovor erschrickst du denn?«, fragte das junge Gespenst.
»Vor dem kleinsten Geräusch – ich stelle mir dann gleich vor, es sei ein unheimliches Gespenst oder so etwas. Komm mit mir durch das Schloss, dann wirst du es sehen.«

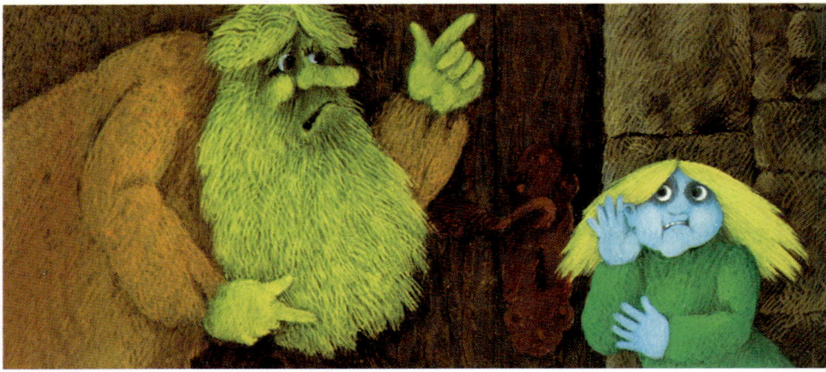

Sie gingen zusammen die Kellertreppe hoch, und als sie durch die Tür in den Eingangssaal wollten, sagte das unheimliche Gespenst: »Pass auf, jetzt knarrt dann die Tür gleich ganz fürchterlich.«

Es stieß die Tür auf, die sehr laut knarrte, aber das unheimliche Gespenst blieb still. »Erschrickst du jetzt nicht?«, fragte das junge Gespenst.

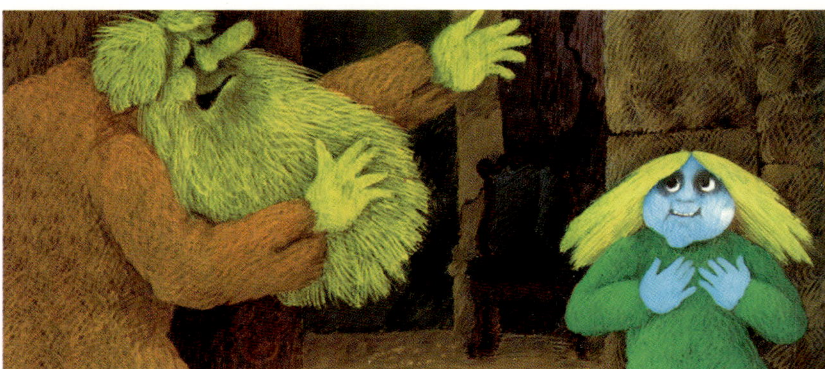

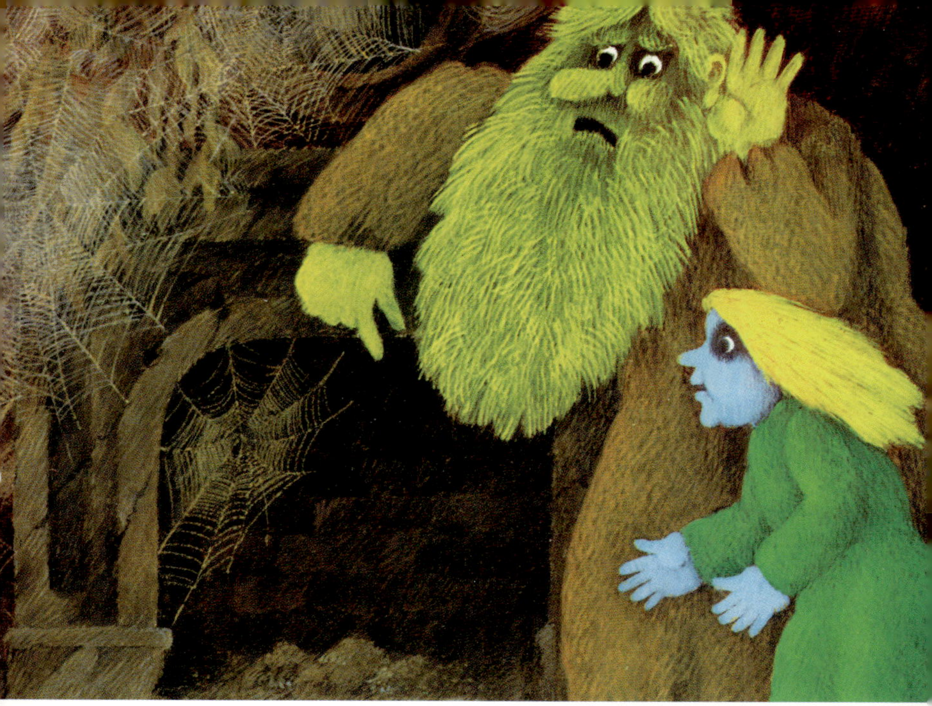

»Nein«, sagte das unheimliche Gespenst, »gerade bin ich zum ersten Mal nicht erschrocken, das ist seltsam. Aber pass auf, jetzt zieht dann gleich der Wind durch den Kamin, das ist unheimlich.«

Der Wind zog mit einem pfeifenden Geräusch durch den Kamin, aber das unheimliche Gespenst bewegte sich nicht.
»Erschrickst du jetzt wieder nicht?«
»Nein«, sagte das unheimliche Gespenst, »jetzt erschrecke ich wieder nicht. Das verstehe ich nicht – wenn ich allein bin, erschrecke ich immer.«

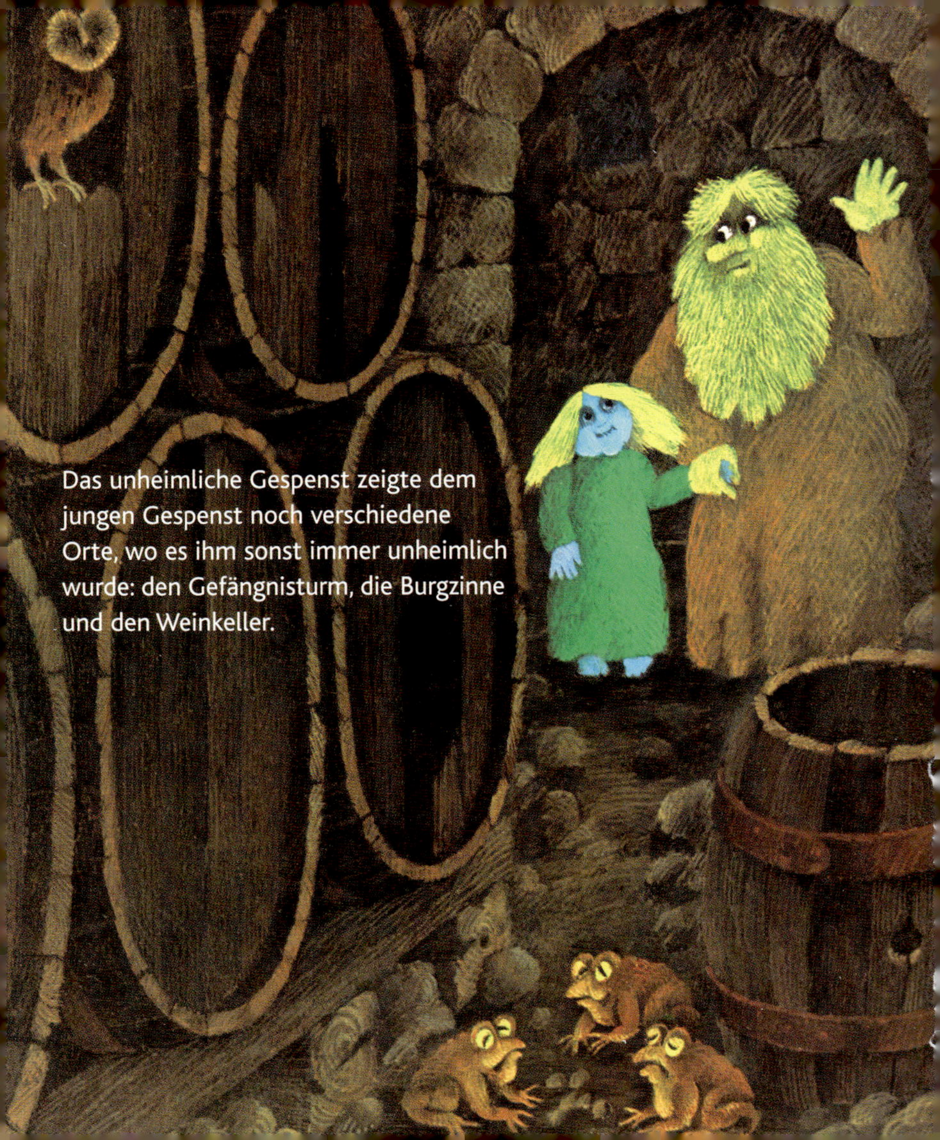

Das unheimliche Gespenst zeigte dem jungen Gespenst noch verschiedene Orte, wo es ihm sonst immer unheimlich wurde: den Gefängnisturm, die Burgzinne und den Weinkeller.

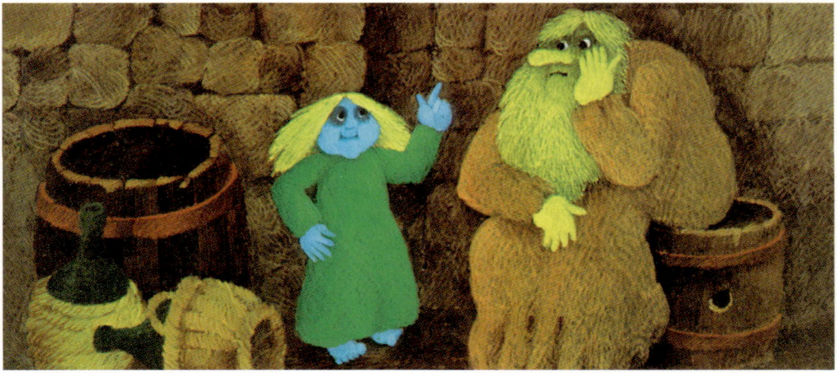

»Ich verstehe es«, sagte das junge Gespenst, »du bist eben nicht allein. Wenn ich wieder fort bin, kannst du wieder erschrecken und unheimlich sein.«

»Du hast recht«, sagte das unheimliche alte Gespenst traurig. »Könntest du nicht noch ein bisschen dableiben?« »Doch«, sagte das junge Gespenst.

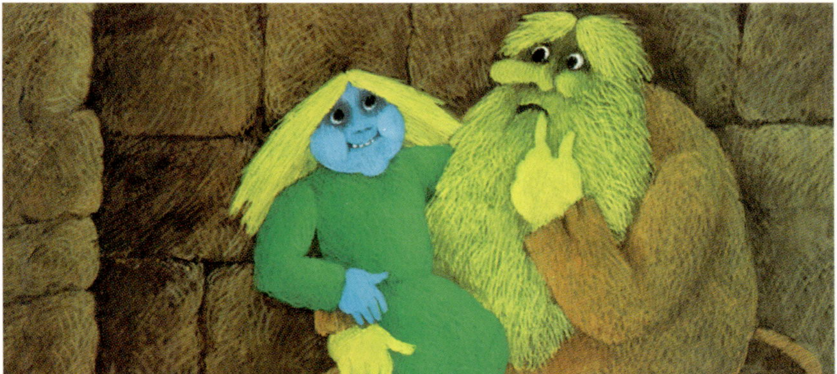

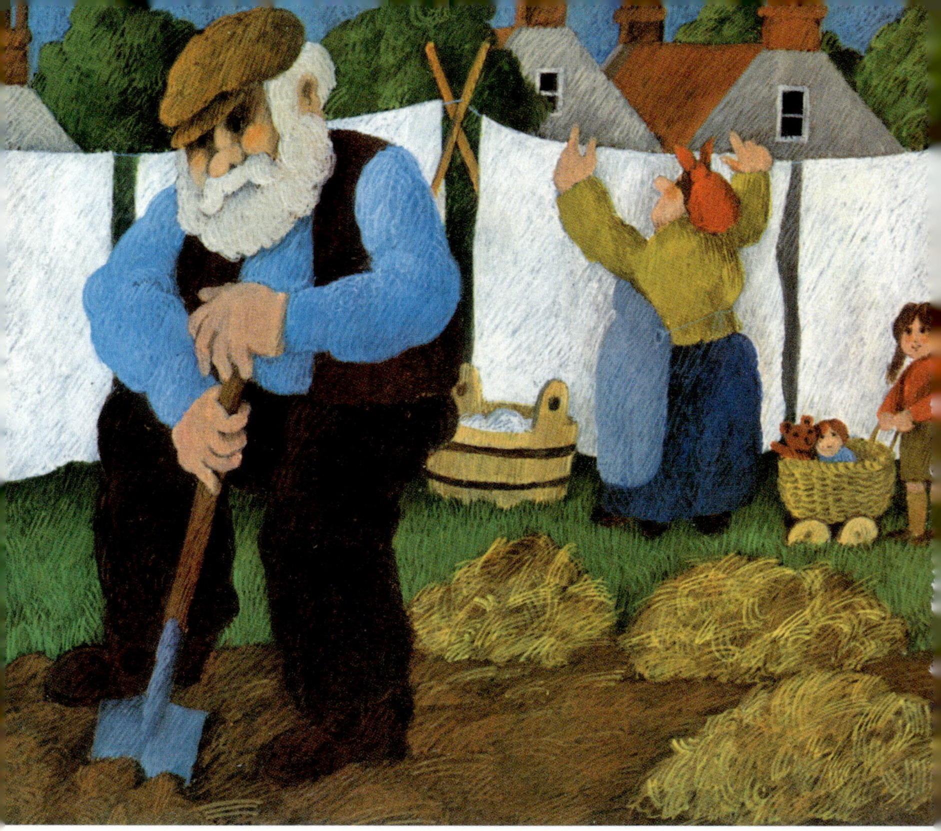

Es blieb noch ein paar Tage, und das alte Gespenst stieß keine unheimlichen Laute mehr aus, weil es nicht mehr erschrak, und da erschraken auch die Leute im Dorf nicht mehr.

Sie getrauten sich wieder aus den Häusern heraus und begannen wieder zu arbeiten.

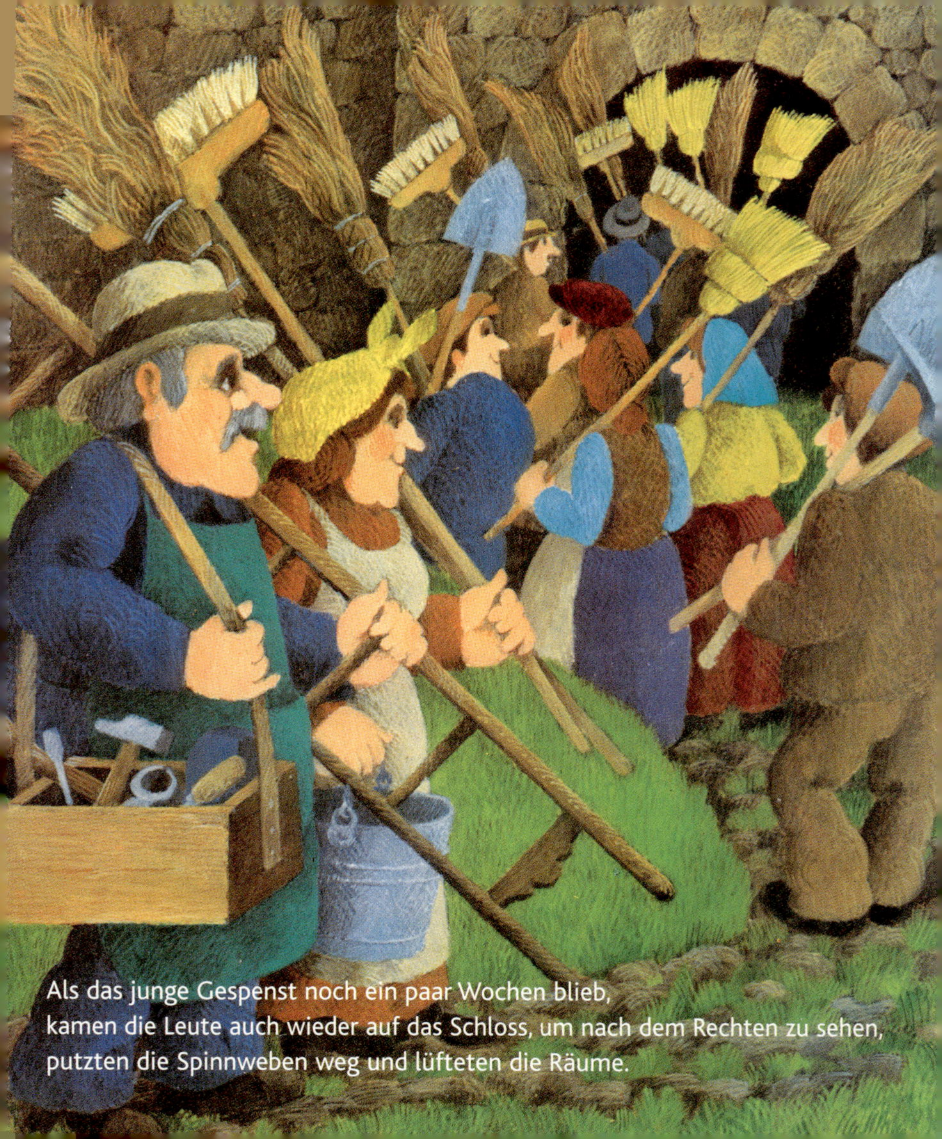

Als das junge Gespenst noch ein paar Wochen blieb,
kamen die Leute auch wieder auf das Schloss, um nach dem Rechten zu sehen,
putzten die Spinnweben weg und lüfteten die Räume.

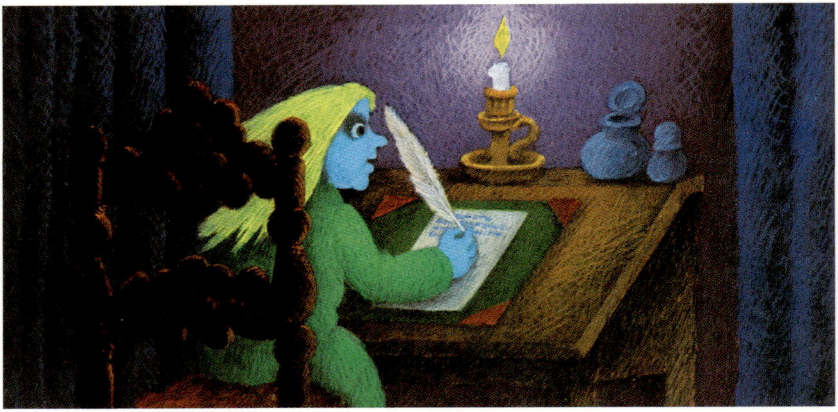

Und als das junge Gespenst seine Eltern fragte, ob sie auch nach Whistlefield ziehen wollten, und die Eltern tatsächlich kamen, gab es ein großes Fest auf dem Schloss mit allen Leuten, die im Dorf wohnten.

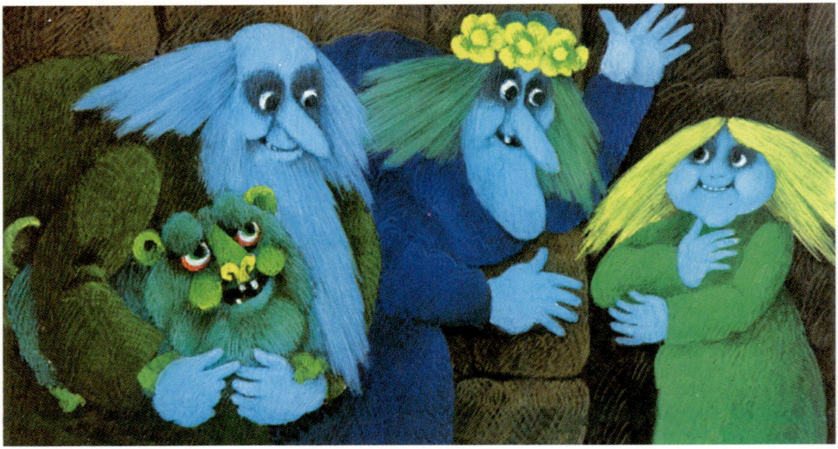

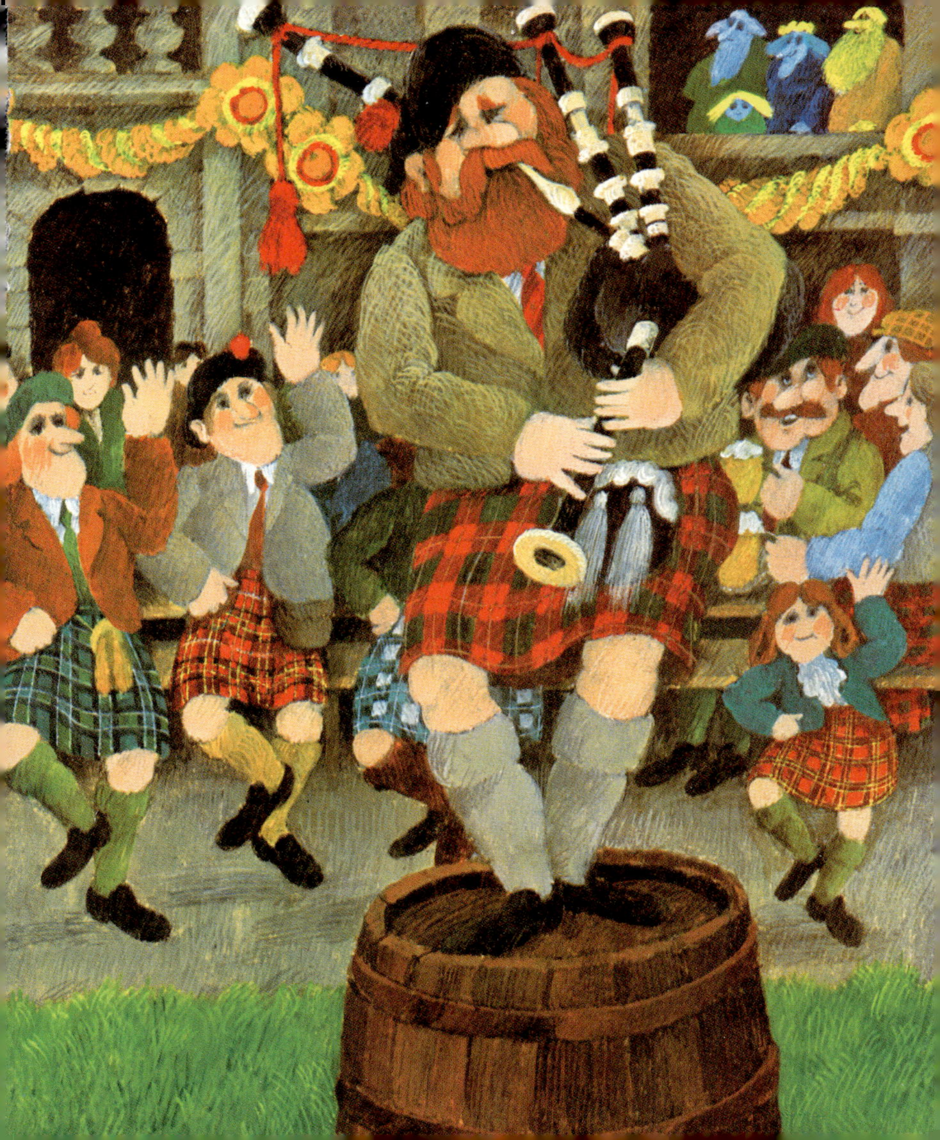

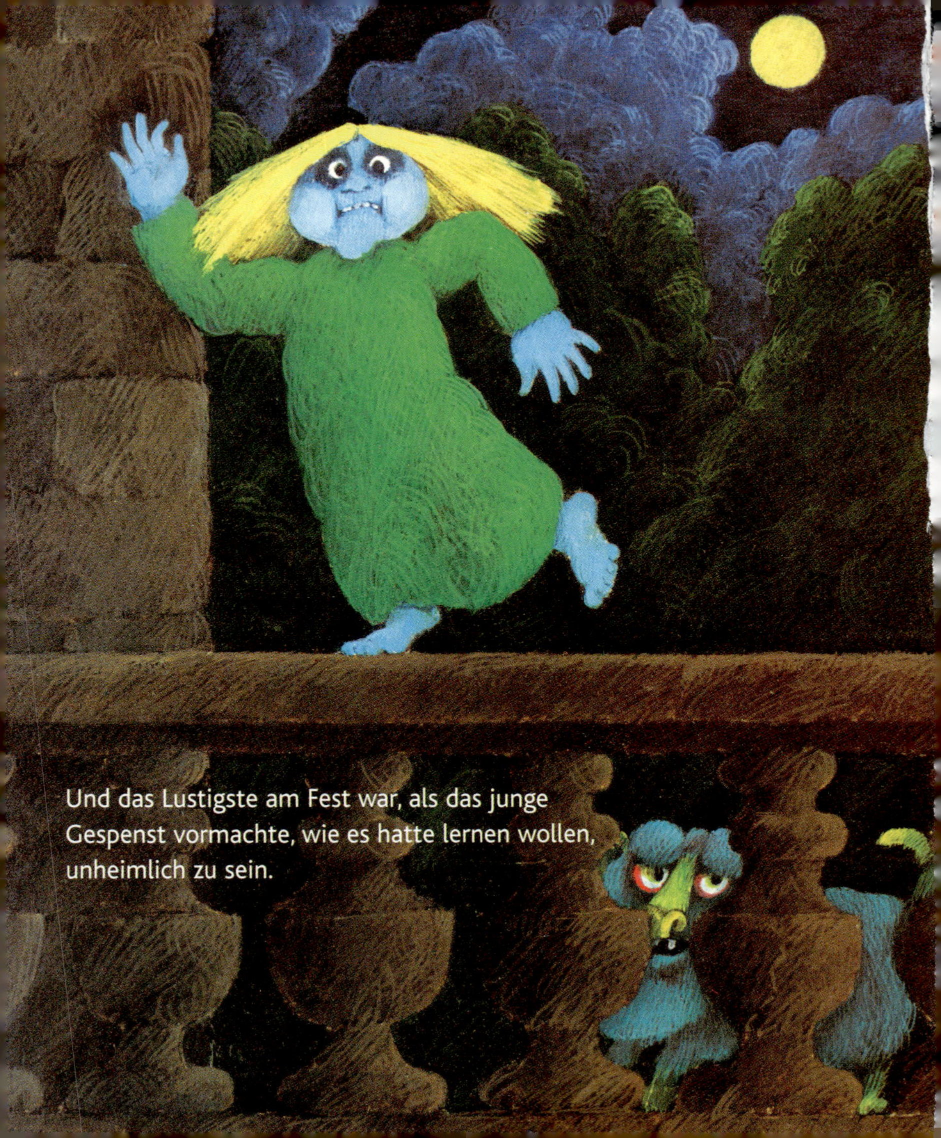

Und das Lustigste am Fest war, als das junge Gespenst vormachte, wie es hatte lernen wollen, unheimlich zu sein.